BRULURES

DE

LA CORNÉE

PAR

Joseph BRIONNE

DOCTEUR EN MÉDECINE DE LA FACULTÉ DE PARIS

Ancien prosecteur de l'École de Médecine de Caen
Lauréat de la même École (Médaille d'or)
Ancien Externe des Hôpitaux

PARIS

ALPHONSE DERENNE

52, Boulevard Saint-Michel, 52.

1880

BRULURES

DE

LA CORNÉE

PAR

Joseph BRIONNE

DOCTEUR EN MÉDECINE DE LA FACULTÉ DE PARIS

Ancien prosecteur de l'École de Médecine de Caen
Lauréat de la même École (Médaille d'or)
Ancien Externe des Hôpitaux

PARIS

ALPHONSE DERENNE

52, Boulevard Saint-Michel, 52.

1880

A MON PÈRE ET A MA MÈRE

A MES PARENTS

A MES AMIS

BRULURES DE LA CORNÉE

Les brûlures de la cornée peuvent être produites par la chaleur ou les caustiques. Elles ont été fréquemment signalées et ont donné lieu à de nombreuses publications dont nous allons passer quelques-unes en revue.

Guépin de Nantes, de 1832 à 1842, a vu un grand nombre de brûlures de la cornée par les substances les plus diverses et il n'a eu qu'à enregistrer des succès.

Thomson, en 1840, a étudié l'opacité de la cornée consécutive à l'application de l'acide sulfurique.

Plus tard, M. Gosselin en 1855 a étudié les brûlures par la chaux ; il a montré la pénétration de cette substance entre les lames de la cornée et son séjour dans cette membrane.

De Gouvea, dans un grand nombre d'expériences sur les animaux, a étudié la marche et les lésions de cette maladie.

Dans ces derniers temps, Gayet de Lyon a essayé la cautérisation thermique dans les abcès de la cornée et dit avoir obtenu d'excellents résultats en modifiant la surface suppurante.

Voyons d'abord ce qui se passe chez les animaux soumis à des expériences ; nous étudierons ensuite ce qui se passe chez l'homme dans des cas analogues.

Si on touche la cornée avec la pointe d'une aiguille rougie au feu, on voit apparaître au point touché une petite tache blanche, l'animal a semblé peu souffrir au moment même de la brûlure. Au bout de deux, trois et quelquefois même quatre jours on voit ce point blanchâtre se détacher, et à sa place on constate une petite ulcération à bords très nettement accusés surtout à l'éclairage oblique. Les vaisseaux périkératiques se sont engorgés excessivement peu, les parties environnantes ne paraissent pas réagir et le septième ou le huitième jour après l'expérience la guérison est complète.

La brûlure produite par les caustiques chimiques est généralement plus grave que celle produite par les caustiques thermiques. Ces agents, outre leur effet de contact, se combinent avec les membranes et les liquides de l'œil et agissent par corrosion.

Étudions d'abord la brûlure par la chaux.

Lorsque l'on met sur le cornée d'un animal en expérience, un fragment de chaux, on remarque que dans un temps très court, variant de quinze à vingt minutes, il y a perte de l'épithélium qui est détruit, et la surface cornéenne est bosselée et inégale lorsqu'on la regarde à la loupe ; les jours suivants, il y a de la sécrétion, les vaisseaux circum-cornéens se dilatent, s'injectent, deviennent très apparents ; la cornée devient d'un blanc mat. Après trois ou quatre jours on voit se produire la chute de l'escharre et apparaître l'ulcération. L'injection diminue un peu et la cornée commence à s'éclaircir. La sensibilité, qui avait beaucoup diminué, lorsque la cornée seule était atteinte sans la participation de la conjonctive, commence à reparaître. Ces changements demandent de quinze à vingt jours, puis la guérison se fait peu à peu sans cependant que la cornée reprenne sa transparence entière, elle reste légèrement blanc jaunâtre.

Si la brûlure est plus considérable, si la chaux est restée longtemps en contact avec la cornée, les lésions sont plus profondes, l'injection plus vive et souvent on voit apparaître de petits abcès, la sécrétion est abondante et les nombreuses granulations qui se forment ont de la tendance à contracter des adhérences.

Il reste après la guérison, lorsqu'elle se produit, une fine poussière incrustée dans les lames mêmes de la cornée et qui produit une tache indélébile ; elle est due à des granules de chaux enserrés dans les mailles du tissu cornéen. Dans la cicatrice il y a en outre des nerfs qui paraissent se terminer dans l'épithélium.

La terminaison n'est pas toujours aussi heureuse et la perforation de la cornée, l'iritis, le prolapsus de l'iris, l'hypopion, l'infiltration purulente et finalement la fonte purulente de l'œil peuvent en être la conséquence.

Dans les brûlures par l'acide sulfurique il suffit d'une quantité bien moindre de caustique pour arriver au même résultat. Si on veut déterminer une brûlure superficielle, c'est-à-dire si la quantité est excessivement petite, on voit apparaître sur la cornée une tache légèrement grisâtre, l'animal semble peu souffrir. L'acide sulfurique a formé, d'après Thomson, avec les lames antérieures de la cornée un composé qui arrête son action destructive.

Aussitôt après l'expérience, la tache grisâtre n'empêche pas la pénétration de la lumière, ce dont vous pouvez facilement vous rendre compte en tenant l'œil ouvert et le menaçant avec la pointe d'un instrument, l'animal essaye de fuir.

Au bout de quatre ou cinq jours, quelquefois plus tard, on voit se faire l'élimination de l'escharre et à la place apparaît une ulcération qui se guérit rapidement.

Si la quantité d'acide sulfurique est plus considérable la cornée devient grisâtre dans sa prequo totalité. Les rayons lumineux pénètrent encore, mais en petite quantité. La douleur est peu considérable lorsque la conjonctive n'a pas été atteinte.

Au bout de deux à quatre jours les vaisseaux qui entourent la cornée s'injectent, la conjonctive se boursoufflent et devient plus épaisse, il y a une espèce de chemosis. La photophobie est considérable, on ne peut tenir l'œil ouvert qu'avec effort.

Plus tard l'escharre se détache et alors on est en présence d'une vaste ulcération de la cornée. En arrière de la partie mortifiée les éléments de la cornée ont proliféré et on voit de grandes cellules à aspect blanchâtre. Le plus souvent dans ce cas l'ulcération augmente, il y a perforation de la cornée et perte de l'œil. D'autres fois la cornée se cicatrise et la tache blanche qui en résulte empêche complètement la vision, ou du moins la rend si faible qu'elle n'existe pour ainsi dire plus.

On a fait d'autres expériences ; on a pris des animaux de même âge, de même espèce, de même taille et on a produit deux brûlures aussi semblables que possible.

Après avoir pris toutes les précautions, l'un des animaux a été placé dans un état d'anémie au moyen d'une saignée abondante. Voici ce qui est arrivé. Les brûlures légères et faites au fer rouge n'avaient produit que très peu de réaction sur l'animal resté dans les conditions normales. L'autre au contraire, en l'examinant du quatrième au septième jour, présentait un gonflement très appréciable de la conjonctive. La cornée était doublée d'épaisseur, plus molle et au fond de l'ulcère on voyait une masse amorphe ; de sorte que l'on a constaté la tuméfaction des réticules et du tissu fondamental de la cornée et aussi une accumulation plus abondante des produits histologiques et inflammatoires. Plus tard le rapport reste le même et tandis que l'une des brûlures tend vers la cicatrisation l'autre au contraire tend vers la suppuration. Chaque jour on voit diminuer l'une, chaque jour on voit augmenter l'autre. Ces données expérimentales nous fourniront des indications de traitement spéciales dans certains cas et notre pronostic sera toujours plus grave quand nous aurons affaire à un individu débilité ou sous le coup d'une diathèse.

Voyons maintenant ce qui ce passe chez l'homme.

OBSERVATION I

Brûlure par la chaux éteinte. Guérison (Gosselin, *Archives de Médecine*).

Le nommé Labasse Jules, maçon, âgé de 21 ans, était occupé dans la matinée du 6 juin dernier à tenir une échelle sur laquelle était placé beaucoup plus haut un autre ouvrier qui montait avec une corde un sceau rempli de chaux destinée au badigeonnage. Cette chaux était préparée depuis quelques jours ; le malade et plusieurs de ses compagnons y avaient plongé les mains sans ressentir ni douleur ni cuisson. A un certain moment l'échelle se dérange, le sceau vacille et une partie de la chaux tombe et l'ouvrier placé au bas de l'échelle en reçoit dans l'œil gauche. Il n'en éprouve pas une très vive douleur ni même un sentiment de brûlure ; mais comme le corps étranger séjourne dans l'œil il en éprouve une gêne des plus grandes qui le force à venir réclamer de suite nos secours. L'accident était arrivé à dix heures du matin dans les environs de l'hôpital Cochin. Labasse s'y fait transporter et y arrive douze minutes à peine après l'évènement. Je terminais la consultation ; j'examine de suite l'œil et je constate que la cornée est complètement blanche et qu'une grande quantité de bouillie calcaire se trouve à la surface de la conjonctive derrière les paupières. Je retire immédiatement avec une pince à disséquer les morceaux les plus volumineux et j'expulse le reste avec un courant d'eau que je projette avec une seringue à hydrocèle. En quelques minutes la surface de l'œil est débarrassée de tous les corps étrangers. Je constate alors mieux et je peux faire observer à tous les élèves présents que la cornée est complètement opaque dans toute son étendue ; la vision est tout à fait abolie, il est impossible de voir l'iris et la pupille, et cependant, chose qui nous a tous frappés, le malade souffre à peine, il n'est tourmenté que par la perte de la vue.

Je prescris une douche oculaire répétée toutes les heures, afin d'entraîner ce qui pourrait rester de la chaux et de combattre la phlegmasie que je suppose devoir être intense. Il est convenu de plus que si les douleurs et le chemosis se prononcent, on fera le soir une application de sangsues ou une saignée du bras.

Le lendemain matin je trouve le malade bien. Il a dormi toute la nuit, n'a pas souffert, l'émission sanguine n'a pas été faite tant le mal était indolent. Il y a seulement un boursouflement œdémateux de la conjonctive oculaire et la cornée continue à être blanche. Je prescris la saignée du bras et la douche oculaire toutes les deux en trois heures. Le surlendemain l'état est à peu près le même c'est-à-dire qu'il n'y a point de douleur ni de rougeur et qu'il ne vient pas de suppuration ; le malade remarque seulement un larmoiement assez abondant qui n'avait pas encore existé.

Il nous semble, à toutes les personnes qui examinent le malade et à moi, que l'opacité cornéale est un peu moins prononcée.

Ayant fait, à l'occasionde ce malade, des recherches sur les animaux et constaté que les collyres acides avaient l'inconvénient d'augmenter l'inflammation, qu'au contraire l'eau sucrée paraissait faciliter le rétablissement de la transparence sans accroître l'état inflammatoire, je prescris à partir du 9 juin tout en continuant la douche oculaire un collyre formé d'eau distillée très sucrée dont on laissera tomber quelques gouttes sur l'œil, toutes les deux heures.

Le 11 juin l'opacité a diminué, la cornée est moins blanche, mais on ne voit pas encore la pupille ; le chémosis œdémateux persiste et il s'y ajoute ça et là des ecchymoses.

Le 20 la cornée s'éclaircit davantage : on commence à voir la pupille et la face antérieure de l'iris, cependant le malade ne distingue encore aucun objet. Il y a peu de douleur, point de suppuration, mais la paupière ne peut se relever et les larmes viennent en assez grande abondance. Le chémosis est œdémateux et ecchymotique, il n'a pas augmenté, mais ne diminue pas, on ne voit sur lui ni solution de continuité, ni fongosités. Purgation, continuation du collyre sucré, cessation des douches.

Le 24, le chémosis a diminué, la cornée s'est éclaircie davantage, le malade commence à reconnaître divers objets, mais la conjonctive est un peu plus rouge que les autres jours sans être pour cela plus douloureuse. Douze sangsues derrière l'oreille gauche.

Le 2 juillet, l'état de l'œil s'est peu modifié, c'est-à-dire qu'il y a toujours absence de suppuration et très peu de douleurs, que la conjonctive continue à être légèrement rouge et chémosique et qu'enfin la cornée s'éclaircit chaque jour davantage. Le malade appelle notre attention sur un phénomène singulier, c'est qu'il ne peut ouvrir l'œil quand il est couché. tandis qu'il l'ouvre à moitié quand il est assis, continuation du collyre sucré ; nouvelle purgation.

Le 6 l'œil s'ouvre mieux la vision devient meilleure, la cornée s'éclaircit encore, mais la conjonctive reste rouge il y a un larmoiement parfois assez abondant.

Le 23 peu de changement . — 15 sangsues derrière l'oreille.

Le 30 l'œil s'ouvre de mieux en mieux ; la conjonctive est moins rouge, mais elle est épaissie et vascularisée tout autour de la cornée notammeut à son bord externe sur lequel elle se prolonge même un peu. Il continue d'ailleurs à n'y avoir aucune douleur et le malade demande avec instance à sortir. Nous commençons à remarquer deux brides l'une supérieure l'autre inférieure qui paraissent formées exclusivement par la conjonctive.

Le 4 août il n'est plus possible de garder le malade à l'hopital, tant il désire retourner à ses occupations.

Il reste très peu de rougeur de la conjonctive mais celle-ci se continue sur la partie externe de la cornée. L'œil n'est pas tout à fait aussi ouvert que l'autre. Le larmoiement a entièrement disparu et le malade ne ressent plus aucune espèce de douleur, ni même de gêne. La cornée est légèrement troublée par places, mais cependant on aperçoit bien l'iris et la pupille. Tous les objets sont reconnus par l'œil malade. Cependant la lecture avec des caractères fins ne peut avoir lieu.

Exeat.

Le malade est venu nous voir à la consultation le 12 août. Son état avait peu changé. Les brides conjonctivales que nous avions indiquées plus haut persistaient, mais ne paraissaient apporter aucun obstacle aux mouvements du globe oculaire. La seule chose qui nous inquiète est le prolongement de la conjonctive légèrement vascularisée sur la cornée dans l'étendue d'un millimètre au côté externe.

OBSERVATION II

Brûlure de la cornée par la chaux (Desmarres).

Un maçon, monté sur les premières marches d'une échelle, perd l'équilibre et tombe, la tête la première dans un bassin de chaux éteinte déjà depuis plusieurs jours. Il se relève, aveuglé par la douleur, et se fait conduire à ma clinique. Je trouve les deux cornées nuageuses, la droite plus que la gauche et les conjonctives bulbaires très profondément brûlées.

Je fais tout de suite un pronostic grave pour l'œil droit, parce ue les lésions y paraissent beaucoup plus sérieuses, et bien que le malade puisse voir tous les objets qu'on lui présente. Vingt jours se passent et rien n'est encore décidé pour l'œil droit, mais à partir de ce moment la conjonctive bulbaire disparaît, la cornée se détruit sans s'ouvrir, elle se résorbe, s'atrophie, et se recouvre d'une végétation sarcomateuse très vivace que je suis obligé d'exciser et de cautériser à diverses reprises. Il y a un symblépharon considérable. L'œil gauche éprouve aussi de graves accidents, heureusement la cornée tachée dans toute sa partie interne ne s'ouvre pas et le pauvre malade finit par voir assez pour se conduire, mais pas assez certainement pour son travail.

Observation III

Brûlure de la cornée par un morceau de coke en ignition (Terrier, Revue mensuelle de médecine et de chirurgie).

Marie K..., 81 ans, pensionnaire de la Salpêtrière. Cette femme reçut dans l'œil droit un morceau de coke enflammé qui vint la frapper sur la cornée et fut en quelque sorte momentanément fixé en ce lieu par la contraction spasmodique des paupières.

La douleur très vive fut calmée avec de l'eau fraîche, d'ailleurs pour tout traitement, la malade se contenta d'appliquer sur son œil des compresses trempées dans un collyre à l'eau de roses.

Comme les douleurs devenaient plus vives, Marie K... se décida à entrer à l'infirmerie le 3 décembre 1879 (salle Saint-Antoine, n° 15), c'est-à-dire huit jours après l'accident. On put alors constater une large ulcération grisâtre de la cornée intéressant les deux tiers inferieurs de cette membrane, l'iris était enflammé, la pupille rétrécie, la tension oculaire augmentée, enfin il existait une tension considérable de la conjonctive bulbaire. Les voies lacrymo-nasales sont libres et normales. Les douleurs orbitaires étaient très vives, la malade ne pouvait dormir.

Le traitement institué consiste en instillations répétées trois fois par jour d'un collyre à l'atropine, compresses d'eau chaude en permanence sur l'œil malade, une ou deux sangsues à la tempe tous les jours.

Malgré ce traitement rigoureusement suivi, l'ulcération s'agrandissait et les douleurs persistaient assez vives.

Quelques jours après l'entrée de la malade, on put constater un peu de pus dans la chambre antérieure, enfin le septième jour, la collection purulente étant très abondante, elle fut évacuée par une large incision faite dans toute la longueur de l'ulcère à l'aide d'un couteau de Græfe (opération de Sœmisch). Dès le soir les douleurs s'amendèrent et la malade put reposer la nuit suivante. Le lendemain il y avait reproduction d'une certaine quantité de pus qui fut évacuée en dissociant les lèvres de la plaie cornéenne à l'aide d'un fin stylet.

Les douleurs furent complètement calmées depuis lors. L'ulcération de la cornée commença à se cicatriser et on se contenta de continuer les instillations d'atropine et les compresses d'eau chaude.

Le 20 décembre l'ulcère était en pleine voie de cicatrisation et la rougeur de la conjonctive oculaire diminuait sensiblement d'intensité.

Enfin vers les premiers jours de janvier, l'ulcération était complètement cicatrisée, l'iris avait contracté des adhérences avec la capsule cristallinienne et il existait une synéchie antérieure correspondant à la partie inférieure de l'ulcère et nullement au trajet de l'incision faite à la cornée. Celle-ci opaque dans les deux tiers inférieurs de sa surface ne permettait plus la vision des objets.

Ajoutons pour être complet qu'à la sortie de la malade l'injection perikératique était presque nulle, qu'il n'existait aucune sensibilité anormale au toucher pratiqué au niveau du cercle ciliaire, enfin que la tension de l'œil était normale.

Quant à l'œil gauche on y constatait la présence d'une cataracte sénile centrale qui gêne notablement la vision de la malade. En résumé après un mois et demi de séjour à l'hôpital, Marie K. est sortie guérie sauf l'existence d'un leucome étendu et de synéchies, résultant le premier de la brûlure elle-même, les secondes des accidents inflammatoires qui se sont produits du côté de l'iris et n'ont pu être entravés dès leur apparition.

OBSERVATION IV

Brûlure de la cornée par un morceau de coke en ignition (Terrier. *Revue mensuelle de médecine et de chirurgie*). Due en partie au Dr Leonardy.

Le 19 novembre 1878 vers le soir M. K... âgé de 55 ans, ouvrier à l'usine à gaz de la Villette, reçut dans l'œil droit un petit morceau de coke incandescent.

Les douleurs d'abord peu vives s'exaspérèrent les jours suivants et il alla trouver le Dr Leonardy le 29 novembre 1878. Celui-ci constata l'existence d'une large ulcération de la cornée avec infiltration purulente des lames de cette membrane en haut de l'ulcère. Le malade accusait en outre de vives douleurs péri-orbitaires.

Des révulsifs, des instillations d'atropine, du calomel furent ordonnés, et malgré ce traitement très rationnel, il se produisit au bout de huit jours un hypopion peu considérable. Sur les conseils du docteur Leonardy, le malade, après longue hésitation, se présenta à la consultation de l'hôpital Lariboisière ; où lui fit une opération, dit-il, probablement la ponction de la cornée, mais on ne put l'admettre faute de place. Pendant huit jours, K... se présenta au même hôpital et ne put être reçu ; tel est du moins le dire du malade.

Comme les accidents ne disparaissaient pas, le malade s'adressa à l'Hôtel-Dieu et fut admis dans le service de M. le professeur Panas. Là, affirme-t-il, il ne lui fut rien fait, et après quinze jours de séjour, on lui proposa l'ablation du globe pour remédier aux douleurs persistantes péri-orbitaires et protéger son autre œil contre tout accident sympathique.

K... n'accepta point l'opération, quitta l'hôpital le 18 janvier 1879 et je l'examinai le même jour.

Les paupières de l'œil blessé sont tuméfiées, rouges à leur bord libre et recouvrent en partie le globe oculaire. La conjonctive oculaire et palpébrale est très injectée, les larmes sont sécrétées en grande abondance, surtout lorsque le malade est exposé au froid. Il n'existe point d'oblitération des voies lacrymo-nasales ni de catarrhe du sac lacrymal. La cornée est opaque dans presque toute son étendue, toutefois sa partie périphérique permet d'apercevoir l'iris qui, décoloré, paraît être appliqué sur la partie postérieure de la cornée.

Par l'éclairage oblique, on constate en effet que la chambre antérieure n'existe pas. L'opacité de la cornée est d'un gris-blanchâtre colorée par places en rouge, ce qui tient à l'existence de vaisseaux ; de plus, des ulcérations existent encore à la surface de cette opacité ; en fait, la cicatrice de la brûlure n'est pas encore complète.

Le globe oculaire est peu douloureux à la pression, même lorsque celle-ci est opérée au niveau du cercle ciliaire ; toutefois, il existe encore une injection périkératique très prononcée.

La vision est complètement abolie de ce côté.

L'œil gauche paraît tout à fait normal, le malade n'y accuse aucun trouble fonctionnel, l'examen ophthalmoscopique ne donne que des résultats négatifs.

OBSERVATION V

Brûlure grave par l'acide sulfurique. — Perte d'un œil avec ankylo blépharon (Desmarres).

Une jeune femme, habitant Poitiers, avait dû se séparer de son mari et se réfugier à Paris. Un jour qu'elle passait avec sa mère et sa tante sur le Pont-Royal, son mari qui s'était déguisé, s'approcha d'elle, et lui lança au visage un vase rempli d'acide sulfurique, auquel, dans son ignorante méchanceté, il avait mêlé du noir de fumée, s'imaginant obtenir ainsi un tatouage indélébile. Les brûlures furent terribles ; les deux yeux, la face, le cou, la poitrine furent atteints.

Appelé auprès de la malade par le Dr Coqueret une heure après l'accident, je trouvai les cornées presque claires, la gauche présentait en bas une légère teinte grisâtre qui n'empêchait pas toutefois la malade de voir. La conjonctive bubaire paraissait profondément atteinte dans sa moitié inférieure ainsi que la sclérotique.

En face d'un accident pareil, nous dûmes réserver notre pronostic et prescrire un traitement énergique.

Pendant douze jours, les choses parurent offrir les mêmes conditions ou à peu de choses près. La malade voyait de ses deux yeux, mais à partir de ce moment, le nuage que nous avons constaté sur la cornée s'étendit, un abcès se forma et la sclérotique en même temps que la cornée présenta bientôt une perte de substance qui laissa échapper le cristallin et une partie des humeurs de l'œil. Ces tissus avaient été transformés en une escharre profonde qui, maintenant, se détachait par suppuration.

Après quelque temps, la conjonctive transformée en tissu cicatriciel, disparut en totalité, et les bords ciliaires rapprochés l'un de l'autre, finirent par s'unir et produire un ankylo blépharon complet. Je fis en vain des efforts pour séparer la paupière supérieure de l'inférieure dans le but de cacher la difformité par l'œil artificiel.

L'œil droit, menacé aussi, fut heureusement sauvé, l'escharre grisâtre qui était situé en dedans et en bas, ayant fait place à une ulcération qui s'était très bien cicatrisée.

La malade est seulement un peu gênée de larmoiement par suite du dérangement des paupières, dérangement occasionné par la brûlure du grand angle de l'œil ; mais sa vue est bonne, elle peint une grande partie du jour sans fatigue et oublie ainsi la perte de sa beauté. Son mari est mort en prison.

Observation VI

Brûlure de l'œil droit par l'acide sulfurique (Recueillie dans
le service de M. Panas).

B..., étudiant en médecine est entré à l'Hôtel-Dieu le 23 avril.
Au moment où il était occupé aux travaux chimiques, le malade fut
atteint au côté droit de la face par des éclaboussures d'acide sulfurique
provenant de l'explosion d'une cornue. L'œil droit qui avait été atteint
devint aussitôt très rouge et fut le siège d'une forte sensation de brûlure. Lavé d'abord à l'eau fraîche, le malade fut ensuite transporté à
l'hôpital de la Pitié dans le service de M. le Professeur Verneuil; on
lava largement l'œil blessé et on tenta de neutraliser l'acide restant
par des instillations d'eau de chaux légère. Le lendemain vingt-quatre
heures après l'accident, le malade fut porté dans le service de la clinique à l'Hôtel-Dieu.

A son entrée le malade se présente dans l'état suivant. La paupière
supérieure et le sourcil droit sont le siège de brûlures au second degré;
la paupière inférieure et la joue du même côté présentent seulement
quelques traces de brûlures légères par l'acide. Les deux paupières sont
fortement serrées et après avoir vaincu le spasme avec les écarteurs, on
trouve le globe oculaire dans l'état suivant : La conjonctive bulbaire
rosée sans chémosis est recouverte par places et surtout à sa partie
inférieure par des exsudats fibrineux que l'on peut enlever sous forme
de fausses membranes et au-dessous on trouve la muqueuse sous jacente
simplement dépouillée de son épithélium. La cornée est très légèrement
nébuleuse à sa partie inférieure, mais il ne paraît pas y avoir de perte
de substance même de la couche épithéliale. Elle est saine dans tout
le reste de son étendue. Rien du côté de la chambre antérieure et de
l'iris.

Photophobie très intense donnant lieu à un blepharospasme presque
invincible; douleurs dans l'orbitre s'irradiant au front et à la tempe.

Traitement. — Lavages à l'acide borique trois fois par jour, compresses froides glacées. Ésérine toutes les deux heures. Injection de morphine le soir. Deux ventouses à la tempe.

Le 24. — La photophobie est toujours intens et les douleurs périorbitaires violentes. La conjonctive et la cornée sont toujours dans le même état ; l'exsudat fibrineux est peu abondant ; il n'y a pas de suppuration.

Malgré l'injection de morphine le malade n'a pas dormi cette nuit.

Continuation des lavages boratés. Compresses froides. Ésérine. Sulfate de quinine 40 centig. Calomel à doses fractionnées 30 centig. Injection de morphine le soir.

Le 25. — La photophobie et les douleurs périorbitaires sont toujours très intenses.

La conjonctive rosée laisse voir par transparence les vaisseaux très injectés. La cornée est nébuleuse à sa partie inférieure. Il existe encore des exsudats fibrineux, mais pas de suppuration.

Continuation du même traitement.

Le 26. — La photophobie persiste avec la même intensité, le malade souffre moins dans l'œil et autour de l'orbite, mais il se plaint de ressentir des poussées de douleurs très vives s'irradiant dans le front et dans la tempe, dix ou quinze minutes après les instillations d'ésérine. Ces douleurs constrictives durent une demi heure ou trois quarts d'heure. L'œil est dans le même état, il n'y a pas de suppuration. Le calomel est supprimé à cause de la salivation qu'il a déterminée. Le reste du traitement est continué.

Le 27. — La photophobie qui est moins vive permet d'employer l'éclairage oblique et de constater l'état de la cornée et de la conjonctive. La conjonctive est rouge sans chémosis et recouverte d'exsudats fibrineux comme les jours précédents et toujours sans suppuration.

La partie inférieure de la cornée est desquamée et trouble. Il n'y a rien d'anormal dans la chambre antérieure.

Même traitement.

Le 28. — La photophobie a encore diminué.

Les douleurs qui avaient leur siège dans l'œil et autour de l'orbite sont presque nulles.

Les instillations d'ésérine amènent toujours quelques douleurs dans le front et dans la tempe. L'état local est le même.

Traitement. — Les compresses glacées sont remplacées par des compresses à la température ambiante. Six instillations d'ésérine. Sulfate de quinine. Injection de morphine.

Le 29. — Les douleurs et la pohtophobie n'existent presque plus. Le malade dort bien. Il a un léger embarras gastrique avec vomissements alimentaires. L'état local reste le même.

Traitement. — Eau de Sedlitz une bouteille.

Le 1er *mai.* — L'état local est meilleur. Il n'y a plus de sécrétion muco-purulente.

Traitement. — Suppression des compresses froides.

Application du bandeau compressif sec.

Ésérine, quinine, morphine continuées.

Le 2 *mai.* — Il y a eu quelques douleurs dans la nuit. L'état local est le même.

Même traitement.

Le 3. — Il y a encore eu quelques douleurs cette nuit, avec une sensation de tension et de chaleur dans l'œil, la photophobie est un peu revenue ; la conjonctive est plus rouge et la sécrétion muco-purulente qui était presque tarie au moment où l'on a supprimé les compresses froides est assez abondante pour mouiller en quelques heures les compresses appliquées sur l'œil. L'examen à l'éclairage oblique montre que l'épithélium de la partie inférieure de la cornée est détruit et que les lames superficielles sont desquamées. La chambre antérieure est terne, l'iris décoloré. L'œil est hypotone.

Traitement. — Reprendre l'emploi des compresses froides. Continuer l'ésérine et le sulfate de quinine.

Le 4. — Les douleurs sont moins fortes ; la conjonctive est un peu œdémateuse, elle paraît fortement injectée. La cornée est ulcérée et infiltrée de pus dans une grande étendue.

Même traitement.

Le 5. — Il y a toujours peu de douleur et de photophobie. La sécrétion muco-purulente est abondante, la conjonctive toujours œdématiée, et la cornée infiltrée.

Traitement. — Deux sangsues à la tempe droite.

Lavages à l'acide borique. Esérine.

Le 6. — L'état local semble s'aggraver, il y a un léger hypopion.

Traitement. — Application de compresses chaudes.

Esérine. Morphine.

Le 7. — Les compresses chaudes ont donné lieu à de très vives douleurs, on revient aux compresses à la température ambiante. La cornée suppure toujours abondamment.

Du 8 au 18 *mai*. — L'hypopion est resté stationnaire, la sécrétion muco-purulente a notablement diminué. Les douleurs spontanées sont moins fortes, le malade dort très bien ; l'œil est toujours douloureux à la pression et la photophobie persiste quoique bien diminuée.

Traitement. — Compresses froides en permanence.

Esérine 4 fois par jour.

22 *mai*. — La cornée s'amincit à sa partie inférieure au niveau de l'hypopion et menace de se perforer.

Même traitement.

24 *mai*. — Au moment où l'on écarte les paupières la cornée cède et le pus contenu dans la chambre antérieure est fortement projeté au dehors. L'humeur aqueuse s'écoule et le malade ressent une vive douleur due à la détente subite du globe oculaire.

Traitement. — Bandage compressif. Eserine.

30 *mai*. — La perforation cornéale est fermée par l'iris qui est venu s'y appliquer et qui forme hernie.

Traitement. — Compression. Esérine.

11 *juin*. — Le malade sort du service dans l'état suivant : La perforation cornéale est tout à fait cicatrisée, et l'iris est adhérent à la partie postérieure de la cicatrice, l'œil est encore un peu douloureux au niveau de la zone ciliaire.

Il n'y a plus de douleurs spontanées.

L'œil est plus petit que celui du côté opposé, il est hypotone. La conjonctive n'est plus injectée. La vision distincte n'existe pas, mais le malade voit l'ombre des doigts à 50 centimètres.

Plus tard à la suite d'un effort la cicatrice se rompit et la hernie de l'iris eut lieu de nouveau. Cette complication fut traitée par le repos, l'esérine et le bandage compressif. Aujourd'hui, la cicatrice est résistante, mais le malade ne voit pas mieux qu'à son départ de l'Hôtel-Dieu.

OBSERVATION VII

Brûlure de l'œil par l'ammoniaque (Recueillie dans le service de M. le Professeur Panas)

Gaspard K.. âgé de 17 ans, exerçant la profession de fumiste est entré à l'Hôtel-Dieu le 26 février 1880.

La veille de son entrée à l'hôpital, ce jeune homme a été atteint à la face par des éclaboussures d'ammoniaque qui ont à la fois porté sur les joues et le globe oculaire gauche. Il se produisit aussitôt une vive douleur aux téguments de la face et surtout dans l'œil atteint qui devint immédiatement rouge.

On appliqua alors des compresses d'eau froide et un cataplasme de fécule.

Pendant la nuit des douleurs atroces empêchèrent le sommeil, et le lendemain, vingt-quatre heures après l'accident, le malade entra à l'Hôtel-Dieu.

A son entrée voici ce que l'on constate : la face porte des traces de brûlures par l'alcali sous forme de petites vésicules excoriées au nombre de cinq ou six ; l'une d'elles, plus profonde, est placée sur la paupière supérieure à l'angle externe de l'œil gauche. Les deux paupières œdématiées recouvrent complètement le globe. Si on les ouvre de force on constate que la conjonctive est le siège d'un chémosis séro-sanguin intense et qu'elle est recouverte d'un exsudat blanchâtre très consistant, fibrineux réunissant la face interne des paupières au globe de l'œil au point qu'il est difficile de les en détacher. Nulle part on ne peut distinguer des traces indiquant l'atteinte plus profonde de la conjonctive par le caustique ; elle offre dans toute son étendue le même aspect.

La cornée est légèrement nébuleuse, l'épithélium est comme grenu, aspect que l'on voit bien à l'éclairage oblique, mais il n'y pas la moindre trace de desquamation épithéliale ; rien ne fait supposer que la cornée ait été atteinte par l'ammoniaque.

L'humeur aqueuse semble très légèrement troublée. L'iris gris blanchâtre contraste avec celui du côté opposé qui est plus foncé. La pupille plus petite que celle de l'œil droit est déformée et résiste à l'action de l'atropine qui a été instillée ce matin.

De vives douleurs se font sentir dans l'œil sans irradiation autour de l'orbite. Il y a une légère photophobie. La sensibilité de la cornée recherchée avec soin est trouvée complétement abolie.

Le malade voit encore les objets qu'on lui présente, mais il les distingue comme à travers un épais brouillard.

Compresses chaudes. Injection de morphine.

27 février. — La conjonctive est toujours recouverte des mêmes exsudats fibrineux, membraniformes, très adhérents à la conjonctive sous-jacente qui est pâle et tomenteuse. Il n'y a pas de suppuration, un liquide citrin baigne la surface de la conjonctive. La cornée reste nébuleuse et insensible. Hypopion. L'iris offre le même aspect qu'hier, et la pupille ne se dilate pas malgré les instillations d'atropine. Les douleurs sont moins vives grâce à l'emploi des injections de morphine. Continuation des compresses chaudes.

28 février. — La conjonctive est recouverte des mêmes exsudats blanchâtres pseudo-membraneux s'étendant jusque sur la cornée qu'ils tapissent et voilent dans toute son étendue, mais sans y adhérer, par contre ils adhérent intimement à la conjonctive qui est dépouillée de son épithélium. Après avoir enlevé ces fausses membranes à l'aide d'une forte pince on constate qu'elles sont couenneuses et possèdent l'élasticité de la fibrine. La muqueuse mise ainsi à nu paraît grisâtre, épaisse, exsangue, recouverte çà et là de quelques pétéchies et forme autour de la cornée, surtout à sa partie inférieure, un bourrelet lardacé.

La cornée est dépouillée à sa partie inférieure de son épithélium et infiltrée dans sa totalité d'un produit exsudatif mais non purulent. L'hypopyon a environ un millimètre et demi de hauteur et offre une coloration jaunâtre. La chambre antérieure est agrandie, l'iris est cendré clair, la pupille ne se dilate pas par l'atropine. La cornée continue à être insensible dans toute son étendue. La conjonctive au contraire même dans sa partie lardacée est sensible. Il n'y a presque pas de photophobie.

Le malade distingue très bien le jour et peut compter les doigts à 20 centimètres, bien qu'il ne les distingue qu'à travers un brouillard. L'œil continue à être douloureux et le malade s'est plaint cette nuit de douleurs circumorbitaires.

Scarifications. Compresses chaudes d'infusion de camomille. Atropine. Ventouses. Morphine. Le soir on enlève des exsudats fibrineux qui se sont reproduits très rapidement et on fait de nouvelles scarifications.

29 *février.* — Les douleurs circumorbitaires ont été très vives la nuit dernière. Les exsudats fibrineux se sont reproduits en moins grande abondance, mais la conjonctive reste toujours pâle et lardacée sans aucune tendance à la suppuration. La cornée toujours infiltrée reste insensible. L'hypopyon a augmenté. T. 1,5. Continuation des compresses chaudes. Calomel à l'intérieur. Atropine et ésérine alternativement. Lavage phénique à 1/200.

1ᵉʳ *mars.* — La conjonctive est toujours exsangue, pas de suppuration, les exsudats fibrineux ne se reproduisent plus. L'hypopyon occupe la moitié de la hauteur de la chambre antérieure. L'œil est dur. Les douleurs périorbitaires sont continues et vives.

Même traitement.

2 *mars.* — Ce matin les paupières sont très tuméfiées, rouges, chaudes, les cils sont baignés par un peu de pus encore très séreux, la conjonctive bulbaire est toujours très anémiée, la palpébrale est plus rosée et plus vasculaire. La cornée est infiltrée et insensible. L'hypopyon occupe presque toute la chambre antérieure. Des douleurs

contusives existent dans l'œil et autour. On pratique le débridement des paupières pour empêcher leur frottement sur la cornée.

Même traitement.

3 *mars*. — Les paupières par leur gonflement ont l'aspect particulier à l'ophthalmie purulente. Légère suppuration. La conjonctive oculaire conserve son aspect lardacé et exsangue. La cornée reste insensible, l'hypopyon est stationnaire, l'œil est dur, et il y a toujours de vives douleurs.

4 *mars*. — Les paupières sont moins tuméfiées. La suppuration est franche et abondante, mais la conjonctive bulbaire à sa partie inférieure est toujours lardacée et exsangue. La cornée s'infiltre de plus en plus et laisse difficilement voir les parties sous-jacentes.

Même traitement.

5 *mars*. — Les paupières sont revenues à leur état normal, la suppuration est abondante. La cornée commence à se ramollir. On essaie sans résultat d'évacuer le pus de la chambre antérieure, il n'y a même pas d'humeur aqueuse s'écoulant au dehors.

6 *mars*. — La conjonctive oculaire bourgeonne et suppure abondamment à la partie supérieure; à la partie inférieure elle est sphacélée et détruite; on voit directement la sclérotique blanche et mate. La cornée n'offre plus aucune résistance. On essaie encore en vain d'entraîner le pus concrété dans la chambre antérieure. Le malade se plaint de douleurs très vives occupant toute la sphère de la branche ophthalmique, s'irradiant dans la moitié du front, la tempe et jusque sur le sommet de la tête.

Même traitement. La morphine ne calme pas les douleurs.

7 *mars*. — La conjonctive est toujours dans le même état de suppuration. La cornée commence à bomber et devient noirâtre au centre.

8 *mars*. — La cornée est perforée au centre malgré l'incision cornéale faite pour évacuer l'hypopyon, l'iris se présente à la plaie. Les douleurs sont moindres.

Même traitement.

11 *mars*. — La cornée complètement détruite n'est plus représentée

que par un magma grisâtre à travers lequel sort l'iris en pleine suppuration.

Les douleurs sont atroces, elles s'irradient dans le côté correspondant du front, elles ne cessent pas par les injections de morphine et de chloral. Glace. Ventouses.

15 *mars*. — Enucléation. On emploie le chloroforme. L'œil est en pleine suppuration. Dès le soir les douleurs sont apaisées et la nuit est calme.

20 *mars*. — Il n'y a pas eu de réaction locale ni générale, le malade est complétement soulagé. Les suites de l'opération sont régulières.

Le malade est sorti le 25 mars.

Comme on a pu le voir dans les observations qui précèdent les brûlures de la cornée présentent une particularité fort remarquable, elles sont pour ainsi dire latentes au début. Elles ne révèlent leur présence qu'au bout de plusieurs jours ; la cornée brûlée même profondément permet encore de voir, ce qui semble surprenant au premier abord. Dans les cas mêmes, où plus tard on constatera de l'hypopyon et même dans ceux où il y aura fonte purulente de l'œil, le malade distingue encore les objets le lendemain de l'accident. La brûlure par la chaux semble seule faire exception mais tout s'explique facilement quand on sait qu'avec les caustiques chimiques la cornée forme un composé qui permet aux rayons lumineux de pénétrer dans l'œil, lorsqu'il reste transparent ce qui a lieu pour l'acide sulfurique, pour l'ammoniaque, pour la potasse ; mais si le composé est formé par de la chaux, cette substance qui est beaucoup moins transparente retient les rayons lumineux, ce qui explique la rapidité de la perte de la vue dans les cas de ce genre qui cependant n'est jamais complète au début. Les brûlures de la cornée sont sinon toujours, du moins dans la grande majorité des cas accompagnées de lésions de la conjonctive et ce sont les symptômes de la conjonctivite que l'on constate au début. Dans la brûlure par le coke enflammé, la première de celles rapportées par M. Terrier, le coke venant frapper directement la cornée y produit une lésion ; mais en même temps la contraction des paupières venant pour ainsi dire l'emprisonner il a aussi lésé les deux conjonctives palpébrales ce qui a causé la douleur ; mais comme ces brûlures légères marchaient rapidement vers la guérison sous l'influence des compresses d'eau froide, la malade ne souffrit pas longtemps. Si au contraire la douleur des premiers jours avait tenu réellement à la brûlure de la cornée elle n'eût pas eu de raison pour cesser puisque celle-ci marchait vers la suppuration et non la guérison. Ce qui est facile à démontrer pour les caustiques thermiques l'est beaucoup moins pour les caustiques chimiques ; cependant il est très probable que les choses se passent de même car les symptômes se ressemblent à s'y méprendre.

Cette particularité fort intéressante à étudier est due sans aucun doute à la structure même de la cornée, tissu sans analogue et d'une vitalité qui lui est propre.

Ainsi donc si l'on voulait étudier séparément la brûlure de la cornée il faudrait supprimer les symptômes du début qui n'appartiennent véritablement pas à cette maladie. Les premiers symptômes outre la lésion du début sont des douleurs orbitaires ; le malade souffre dans l'œil tout entier il n'y a pas de limites fixes, précises ; son lieu d'élection paraît être cependant au niveau du corps ciliaire, puis l'ulcération augmentant il se forme un hypopyon qui peut se résorber ou augmenter suivant les cas. Dans ces cas l'iris s'enflamme, contracte des adhérences avec la face postérieure de la cornée en supprimant par conséquent la chambre antérieure et lorsque la guérison a été obtenue on se trouve en présence d'une cicatrice adhérente. Cela n'arrive pas toujours comme on a pu le voir par la derrière observation ; mais nous n'avions pas à faire dans ce cas à une ophthalmie ordinaire. La présence des fausses membranes la rapproche plutôt de l'opthalmie diphthéritique. Les lésions présentées par ce malade sont de celles que les Allemands appellent croupales. De Grœfe décrit une ophthalmie croupale dans laquelle la conjonctive est exsangue et recouverte d'une membrane qui se reproduit à mesure qu'on l'enlève ; c'est à une ophthalmie de ce genre que nous avons eu affaire bien que la diphthérie n'y ait joué aucun rôle. C'est là une complication redoutable.

PRONOSTIC.

Le pronostic doit être très réservé au début, car on ne sait pas encore à quoi l'on a affaire en réalité, on ne sait pas encore quelle sera la perte de substance. On ne peut porter un véritable pronostic que vers le sixième ou le septième jour. On aura soin de faire intervenir en ligne de compte l'âge du malade, sa constitution s'il est atteint ou non de diathèse. Il ne faut pas oublier en effet d'après les recherches expérimentales qu'une mauvaise constitution prédispose à l'inflammation suppurative.

TRAITEMENT

Les brûlures de la cornée ont été traitées différemment aux différentes époques. L'acétate de plomb eut un moment de célébrité ; mais cette substance employée sous forme de collyre présentait un grand inconvénient, elle laissait déposer des parties insolubles sur la cornée et sur la conjonctive comme il arriva dans un cas de brûlure par l'ammoniaque publié dans les *Annales d'oculistique*, ce qui nécessita des opérations spéciales.

Pour combattre l'inflammation on a essayé toutes les méthodes : les compresses froides sur l'œil, des ventouses ou des sangsues à la tempe ; mais il ne faudrait pas, malgré la grande autorité de M. Gosselin, se servir de saignées générales pour faire tomber l'inflammation de l'œil ; car en plaçant son malade dans une anémie plus ou moins considérable suivant la quantité de sang retirée on le prédisposerait à une inflammation suppurative et à toutes ses suites.

Deux médicaments sont à l'heure actuelle presque exclusivement employés en collyres dans cette lésion. Je veux parler de l'atropine et de l'ésérine.

Ainsi donc, on doit combattre l'inflammation avec des compresses froides ou glacées et instiller dans l'œil soit de l'atropine, soit de l'ésérine, pas indifféremment toutefois. L'atropine sera employée lorsque l'œil sera mou mais ses indications sont très rares et l'ésérine semble appelée à prendre la place qu'occupait il y a quelques années ce médicament dans le traitement de cette maladie. L'ésérine en effet diminue la tension intra oculaire augmentée dans le plus grand nombre des cas, agit encore comme antiseptique, et en tendant l'iris derrière la cornée, elle empêche la rupture de la cornée dont la force de résistance est amoindrie par l'inflammation. Le cristallin et par son intermédiaire le corps vitré ne peuvent la rompre pour s'échapper. En outre de ce traitement il y en a un pour chaque complication. L'hypopyon sera, lorsqu'il atteint la moitié de la hauteur de la chambre antérieure, expulsé par l'opération de Sœmisch ou par une simple ponction ; car lorsqu'il est si considérable on ne doit plus espérer sa résorption. Cette médication qui est celle suivie dans la majorité des cas souffre cependant des exceptions. Dans la dernière observation, les vaisseaux sont étouffés par l'exsudat interstitiel et les tissus s'altèrent consécutivement. Si dans un cas pareil on appliquait le traitement ordinaire on détruirait très vite le peu de vitalité qui reste dans les tissus et on arriverait à la destruction rapide de l'œil. L'indication formelle est de ramener ces tissus à des conditions normales de sensibilité et de vitalité, d'établir là une inflammation franche et de bonne nature, amener la suppuration qui seule peut débarrasser les tissus des produits plastiques qui les infiltrent. Aussi a-t-on fait le débridement profond du tissu infiltré après avoir mis des compresses chaudes dans le but de favoriser la suppuration.

En résumé on peut dire que :

1° Les brûlures de la cornée restent pendant quelques jours, généralement trois ou quatre, sans donner lieu à des phénomènes pathologiques.

2° Ces brûlures sont graves si elles sont étendues car si elles n'amènent pas la perte de l'organe, elles en empêchent presque entièrement le fonctionnement.

3° Elles doivent être traitées par les antiphlogistiques et l'ésérine de préférence à l'atropine.

Imprimerie A. DERENNE, Mayenne. — Paris, boulevard Saint-Michel, 52.

Imprimerie A. Derenne, Mayenne. — Paris, boulevard Saint-Michel, 52,

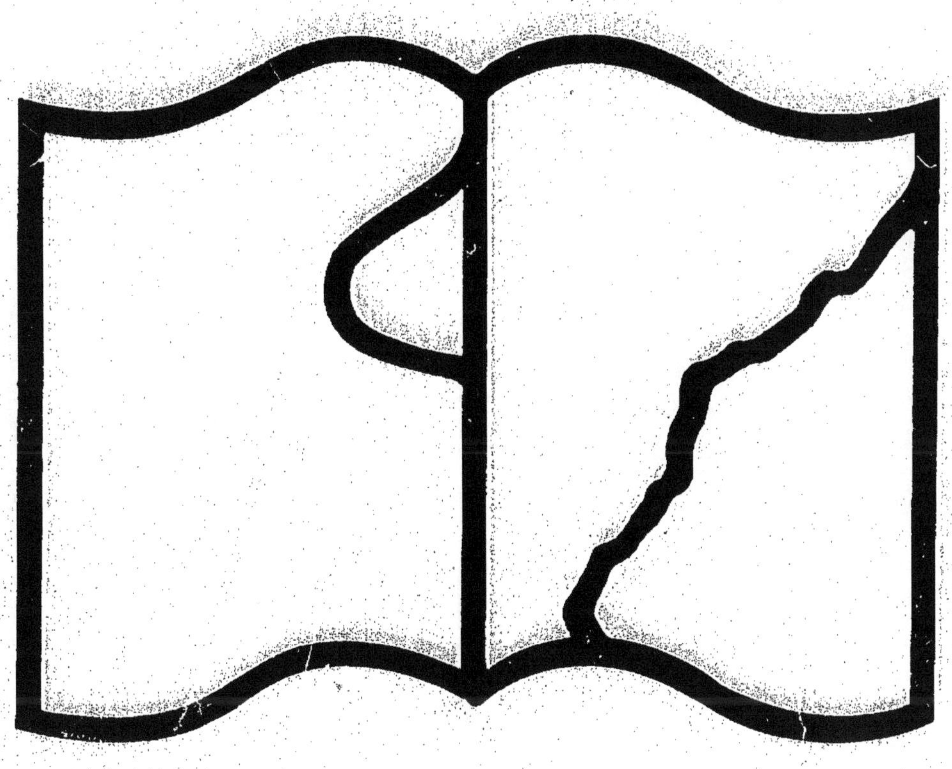

Texte détérioré — reliure défectueuse

NF Z 43-120-11

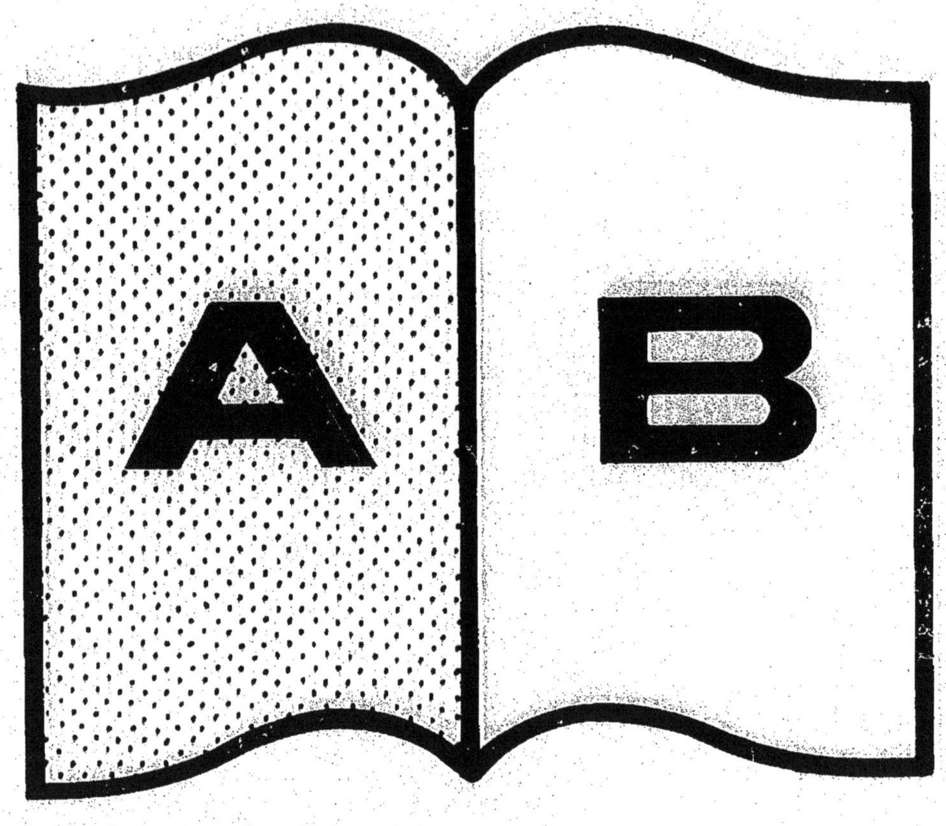

Contraste insuffisant

NF Z 43-120-14